AF460324

NOUVELLES EXPÉRIENCES,

Qui confirment celles qui ont été annoncées dans l'Antiméphitique.

Par M. JANIN DE COMBE-BLANCHE.

Magis experiendo quàm discendo.
CICERON.

DANS les six lettres qui précedent ce recueil, j'ai démontré par de bonnes autorités, la nature, la cause & les effets du méphitisme, qui provient des matieres en putréfaction. Méphitisme qu'on ne doit pas confondre avec celui qui provient de la fermentation, tel que celui du vin, de la biere, ni avec celui qui est le produit des mines sulfureuses, &c. L'antiméphitique n'a pour objet que le gaz alkalescent, c'est lui qui altere l'air de nos habitations & de nos campagnes; les écrits que j'ai publiés n'ont eu en vue que cette seule & unique espece de gaz, ainsi qu'on ne s'y méprenne pas.

La connoissance du gaz alkalin fétide est fondée sur des faits bien avérés & bien constatés par les premiers savants de l'Europe : il n'est pas moins constant que les acides sont seuls les vainqueurs d'un tel méphitiſme. La multitude de preuves raſſemblées dans mes lettres & dans mon antiméphitique, ſeroient plus que ſuffiſantes pour le prouver invinciblement ; mais lorſqu'il s'agit du bonheur général de la ſociété, & de la conſervation de chaque individu qui la compoſe ; lorſqu'il s'agit de ne laiſſer nul veſtige des ſyſtèmes monſtrueux qu'on avoit fait naître pour nuire à ma découverte, c'eſt alors qu'il faut multiplier les faits : ces faits ſont le réſultat de l'expérience. *C'eſt dans le grand livre de la nature*, dit l'Académie, *qu'il faut lire, & non dans ceux des hommes, dont la plupart ſont remplis d'erreurs & de contradictions.* Rapp. de 1774, 3e. édit. p. 56.

Ce livre de la nature eſt dans les mains de l'expérience ; c'eſt donc elle ſeule qu'il faut conſulter, elle ſeule peut nous inſtruire, & décider ſouverainement ſur tout ce qui a rapport à la phyſique & à la chymie. Après avoir prouvé le ſuccès de mes expériences, faites en préſence des Commiſſaires de l'Académie & de la Société de Médecine, d'une maniere bien démonſtrative, puiſque j'ai cité leurs propres paroles ; après avoir mis ſous les yeux de l'Europe le réſultat des vingt-huit expériences faites pour en conſtater complétement les ſuccès, ſous la direction des ſix commiſſariats nommés ſucceſſivement par le Gouvernement. Après avoir prouvé que les acides ſont les vainqueurs du méphitiſme, d'après les expériences faites par l'Académie, la Société de Médecine, mes Commiſſaires & *M. Cadet*, il reſte actuellement à ſavoir ſi ma découverte antiméphitique a eu le même ſuccès entre les mains du public.

Les déclarations ſuivantes vont nous en inſtruire, elles vont achever de faire connoître la vérité, & en convaincre les plus incrédules. On y verra des expériences curieuſes ; les unes ſont utiles aux arts, les autres pour augmenter le produit de l'agriculture & du commerce ; mais leur but principal eſt la conſervation de la ſanté & de la vie des hommes & des animaux.

PREMIERE DÉCLARATION.

Extrait du Courrier d'Avignon, le 12 Mars 1782.

On a cherché depuis long-temps à détruire le méphitisme mortel des fosses d'aisance, & le méphitisme désagréable & journalier des matieres qui sont destinées à ces fosses. Le sieur Janin, Oculiste de Lyon, a trouvé un moyen bien simple à cet égard; il consiste à verser sur les matieres une quantité peu considérable de vinaigre...... *Une infinité de particuliers ont éprouvé que cette méthode détruit promptement toute mauvaise odeur : & c'est d'après leurs expériences que nous publions cette découverte vraiment utile.*

Le vinaigre neutralise la mauvaise odeur.

Seconde déclaration. Les Médecins ont observé que les eaux de Mahon ont besoin d'être acidulées avec du vinaigre, pour qu'elles ne causent pas des dyssenteries aux soldats; elles ont causé avant cette observation, des fievres & des dyssenteries. Ibid. 5 Avril 1782.

Le vinaigre guérit & prévient la dyssenterie & la fievre.

Troisieme déclaration. Après avoir lu avec attention, en Février 1782, l'Antiméphitique que *M. Janin* a fait imprimer, & réfléchi sur les moyens qu'il indique pour désinfecter nos habitations, je résolus aussi-tôt d'en faire l'essai, non à sa maniere, car je ne pouvois me persuader qu'un gobelet de vinaigre jeté au hasard dans des latrines, fut capable de neutraliser le gaz qu'elles contiennent, qui est un véritable alkali volatil chargé d'huile très-fétide, qui s'en éleve perpétuellement. En conséquence, voici comme je me suis déterminé à l'employer : ayant pris un chiffon de toile, je l'imbibai fortement de vinaigre, puis je l'attachai immédiatement au dessous du couvercle des commodités. Le résultat de l'expérience fut tel que l'annonce *M. Janin* : en ouvrant la lunette, on ne sentoit ni la pointe de l'alkali volatil, ni l'odeur du gaz fétide. Satisfait de cette premiere épreuve, je desirai ensuite de reconnoître ce que devenoit le vinaigre saturé de gaz fétide & d'alkali volatil, ce qui me fut très-facile; je n'eus besoin que de tordre mon chiffon, en l'imbibant d'un peu d'eau pour faciliter

Le vinaigre neutralise l'alkali volatil & le gaz fétide.

Expériences curieuses qui prouvent que le gaz des fosses est alkalin.

l'expression de la matiere dont il étoit impregné, j'en retirai une liqueur terne, sur laquelle j'ai fait différentes expériences. La premiere a été avec l'huile, sur laquelle j'ai versé de la liqueur en question, l'huile ayant plus d'affinité avec l'alkali volatil, s'est converti en véritable savon ; le succès de cette premiere tentative m'a conduit à d'autres expériences qu'il est inutile de rapporter ici, quoique très-curieuses.

Revenons à l'objet principal qui occupe maintenant si fort le public curieux de savoir si les moyens décrits dans l'antiméphitique sont aussi certains & aussi efficaces que l'assure *M. Janin*, pour désinfecter les fosses d'aisance ordinaires & celles qui sont en vuidange : cette recherche devient intéressante pour tous les citoyens. On objecte à *M. Janin*, que le gaz méphitique est de nature acide ; mais est-il probable que ce gaz existe dans les latrines ? Je ne le crois pas, en voici la raison ; c'est que s'il existoit d'une maniere sensible, l'alkali volatil qui s'exhale sans cesse des latrines s'en chargeroit & deviendroit par là visible sous forme de vapeur : or, c'est ce qui n'est pas, & n'a lieu que quand on verse un acide dans le conduit des latrines, pour lors on voit paroître cet alkali, qui se combine avec l'acide sous forme de nuage blanc, si l'on emploie de vinaigre blanc, & sous forme de nuage rougeâtre, si l'on emploie du vinaigre rouge, & ce nuage est d'autant plus apparent qu'il s'exhale une plus grande quantité d'alkali volatil de la masse putride : voilà l'effet ordinaire de l'alkali volatil lorsqu'il se combine & se neutralise avec un acide, je l'ai vérifié nombre de fois, toujours avec le même succès ; ainsi le gaz acide méphitique n'a ni ne peut exister dans les fosses : l'alkali volatil le neutraliseroit, conséquemment il seroit de nul effet. On ne peut disconvenir que si le gaz méphitique étoit acide, le vinaigre employé dans mon expérience n'auroit pu le neutraliser. Un acide ne peut neutraliser un autre acide ; cette vérité est incontestable. Les expériences que j'ai faites sur la vapeur des fosses d'aisance démontrent complétement qu'elle est alkaline. L'huile qu'elle a converti

Observation intéressante.

en savon m'a fait considérer cette vapeur comme un excellent détersif pour les corps gras : l'épreuve en étant faite sur plusieurs taches de graisse, elles ont aussi-tôt disparu. Ayant trempé un ruban de soie rose dans de l'eau seconde, faite avec de l'eau forte & de l'eau, la couleur du ruban a disparu ; ce ruban exposé à la vapeur des latrines, immédiatement dans la conduite, la couleur que l'acide lui avoit fait perdre s'est rétablie presque sur le champ. Des gazes salies & jaunes, à force d'êtres portées, exposées à la vapeur des fosses ont été parfaitement blanchies ; tous ces faits s'expliquent aisément par la propriété qu'a l'alkali volatil, de se combiner avec tous les corps gras ; & démontrent que le gaz méphitique & dangereux, des latrines, n'est pas acide, mais un véritable alkali : je vais en fournir des nouvelles preuves.

Expériences curieuses.

M. Janin ayant annoncé, & s'étant servi, dans les expériences qu'il a faites imprimer, des eaux de senteur, dont la base est l'esprit-de-vin, de la litiere de cheval & de la chaux vive délayés dans une suffisante quantité d'eau, enfin du vinaigre ; j'ai éprouvé successivement ces différents moyens, tantôt seuls, tantôt combinés ensemble, il me suffit de rapporter les principales expériences que j'ai faites.

Le lait de chaux & le vinaigre ont détruit la puanteur d'une fosse en vuidange.

Dans une fosse qu'on se proposoit de faire vuider, & qu'on vuida en effet deux jours après mon expérience ; j'ai versé dans la lunette d'une des conduites du premier étage de l'appartement que j'occupe, trente livres de chaux ; lorsqu'elle fut fusée je la fis délayer dans un tonneau qu'on remplit à trois quarts d'eau, ce lait de chaux ainsi versé dans la fosse, je fis fermer la lunette ; une heure après je l'ouvris, il en sortit beaucoup d'alkali volatil, au point de me saisir aux yeux & à la gorge avec violence ; je fermai sur le champ la lunette, & je me hâtai d'aller respirer du vinaigre, qui me délivra de l'irritation douloureuse que j'éprouvois. Je versai une pinte de cet acide dans la lunette, un nuage considérable s'en éleva, j'y mis promptement le couvercle, demi-heure après j'examinai l'état de cette conduite, l'alkali volatil fétid étoit abſolument neutraliſé. Je fis préparer de nouveau la même quantité de chaux que la premiere fois, étant délayée dans une quantité ſuffiſante d'eau, je la fis verſer dans la conduite, il ne s'en éleva plus de gaz fétide ni d'alkali volatil, cependant j'y verſai encore deux bouteilles de vinaigre. La vuidange a été continuée pendant neuf jours, l'odeur a été à peine ſenſible pendant tout le temps de la vuidange.

Matieres d'une chaiſe percée neutraliſées.

J'ai verſé dans une chaiſe percée d'eau de lavande environ deux cuillerées, & deux gobelets d'eau ; les matieres qui y ont été verſées ont été gardées pendant un mois ſans qu'il s'en exhalât aucune puanteur.

Puanteur d'un égout neutraliſée par le vinaigre.

Du vinaigre verſé dans un égout d'où s'exhaloit la plus forte fétidité, l'a neutraliſée ſur le champ; j'ai paſſé auprès le quinzieme jour de mon expérience, je n'y ai pas remarqué aucune infection.

Produit étonnant des gadoues neutraliſées.

J'ai profité de mon ſéjour à la campagne pour vérifier le mêlange des matieres neutraliſées, & enſuite mêlées avec du fumier de cheval, le tout n'avoit point de mauvaiſe odeur. J'ai fait employer cet engrais dans mon jardin, il a accéléré la végétation, en a augmenté le produit, les légumes étoient d'un meilleur goût ainſi que les fruits, qui étoient de toute beauté ; ils ne pouvoient être comparés à ceux des arbres qui avoient été privés d'un auſſi excellent engrais.

Que conclure de ces différentes expériences, que j'ai faites avec la plus ſcrupuleuſe attention pendant les années 1782 & 1783 ? que c'eſt rendre juſtice à *M. Janin*, en confeſſant qu'il a véritablement trouvé les moyens de déſinfecter les latrines, même lorſqu'on les vuide ; & les autres lieux infects, d'où s'exhale continuellement des miaſmes putrides, qui alterent la ſanté, & qui, de l'aveu de tous les Médecins, abregent la vie. Les agriculteurs ont l'obligation à *M. Janin* de leur avoir appris un moyen ſûr d'augmenter le produit de leurs récoltes ; c'eſt donc injuſtement qu'on a voulu décrier ſa découverte.
Paris 19 *Mai* 1784. Signé, *Détireval*, Phyſicien & Chymiſte.

Extrait du Journal de Paris, 3 Août 1783.

Quatrieme déclaration. Il s'est déclaré une maladie très-fâcheuse dans une des blanchisseries de la Burie d'Isle; six ouvriers de l'un & de l'autre sexe, depuis l'âge de seize à vingt-deux ans ont été attaqués d'une fievre de la plus grande violence, accompagnée de maux de gorge, dont cinq sont morts au bout de 36 heures, dans l'état de la putréfaction la plus complete. Les autres ouvriers qui étoient en santé, au nombre d'environ 75, ont été mis à l'usage de l'eau vinaigrée, pour toute boisson, à la dose de deux cuillerées de vinaigre pour une pinte mesure de Paris; à compter de ce moment, jusqu'à ce jour, il n'y a eu que deux jeunes filles attaquées d'une fievre scarlatine, d'une espece benigne.

Le vinaigre prévient les maladies épidémiques.

Signé, Rigaut, *Physicien de la Marine, de l'Académie d'Amiens, & Correspondant de celle des Sciences.*

Cinquieme déclaration. Je certifie & atteste qu'étant arrivé le 20 Mai 1782, à ma maison de campagne, mes vers à soie étoient en ce moment en très-mauvais état, il y avoit deux jours qu'ils étoient sortis de la troisieme mue; ils avoient une mauvaise couleur, ils étoient foibles & manquoient d'appétit; la veille & le jour de mon arrivée leur avoit été funeste, il en étoit mort quantité, le reste qui étoit encore le plus grand nombre alloit périr: les femmes qui en avoient eu soin étoient sur le point de les abandonner. J'observai, en entrant dans leur chambre, une odeur insupportable, & aussi-tôt après avoir reconnu leur état, sans perdre de temps, je fis arroser le plancher avec une pinte de vinaigre très-foible, la mauvaise odeur disparut, une demi-heure après les vers prirent du courage & de l'appétit, & plus encore qu'ils ne l'avoient eu depuis qu'ils avoient été déposés dans cette chambre sur des tables. L'on continua tous les jours les mêmes arrosements, peu moururent; la montée se fit en peu de jours, tous filerent leurs cocons, & en

Moyens d'augmenter la récolte des vers à soie.

général ils les acheverent bien. L'année suivante, 1783, les arrosements avec le vinaigre, une fois commencés, ne cesserent qu'à la levée des cocons de dessus la bruyere; & depuis leur naissance jusqu'alors il n'en périt pas la centieme partie. Enfin, mes grangers ont remarqué que leurs voisins, qui ont mis en usage l'arrosement avec le vinaigre, ont beaucoup mieux réussi l'annee derniere, que ceux qui ont resté attachés à leur ancienne pratique.

A Lyon ce 18 Mai 1784. Signé, DARESTE.

A M. GRAND-JEAN, Capitaine de Dragons, &c.

De Sarrebourg 6 Mars 1782.

Sixieme déclaration. Vous m'avez fait, Monsieur, un véritable plaisir de m'envoyer le livre de l'Anti-méphitique, je l'ai lu & relu avec grande attention; j'ai, suivant les observations qui y sont détaillées, fait deux différentes expériences, qui ont eu tout le succès que j'en attendois; aussi, sans avoir le bonheur de connoître l'Auteur, je lui écrit la lettre ci-jointe, que je vous prie de lui faire remettre, parce que je lui fais part du succès de mes expériences. Quel homme! quelle humanité dans le cœur, & quelles connoissances physiques! Il est bien naturel qu'on lui rende compte des expériences; & qu'on lui demande, sur d'autres objets aussi désagréables que les vuidanges, des éclaircissements relatifs à la santé des hommes, &c.

Signé, VERLLIAC, Commandant pour le Roi à Sarrebourg.

A M. JANIN DE COMBE BLANCHE.

De Sarrebourg 6 Mars 1782.

Conduites des commodités désinfectées.

J'ai lu, Monsieur, avec autant de plaisir que d'avidité votre livre, intitulé l'*Antiméphitique*, j'y ai vu les connoissances d'un Physicien prouvées par l'expérience, & j'ai, en ma présence, fait jeter dans une fosse d'aisance, qui se communique latéralement avec celle des domestiques, huit onces de vinaigre (c'est-à-dire, un quart de bouteille ordinaire) trois minutes après, toute infection a été ôtée dans les commodités des domestiques; mais ayant senti qu'il restoit encore dans celles des maîtres quelque odeur fétide, j'y ai fait répandre aussi quatre onces de vinaigre, & peu de moments après, toute infection a été ôtée. J'ai fait faire aussi l'expérience dans une chaise percée, où j'avois fait verser une once de vinaigre à la rose, & une chopine d'eau, avant qu'un malade qui avoit pris médecine s'en servît, l'expérience a eu le succès que j'en attendois; les excréments d'un malade, qui sont toujours très-puants, n'ont exhalé aucune mauvaise odeur.

Chaise percée neutralisée.

Vous savez, Monsieur, que les climats sont différents, d'où il peut résulter une différence dans les expériences : ce climat-ci étant plus froid, j'ai voulu par moi-même me convaincre si elles auroient le même succès qu'à Lyon, à Versailles & à Paris, notez que je les ai faites dans un temps pluvieux & humide, où les matieres répandent plus fortement leur mauvaise odeur; le succès de mes expériences en a été plus frappant. Dans la suite je ferai celle de mêler les vuidanges dégagées d'odeur infecte, & celles qui en auront, avec le fumier de cheval, pour sentir la différence & conclure de l'avantage de cet engrais : en attendant, ne pouvant qu'admirer vos sentiments d'humanité, vos connoissances physiques, je vous prie de m'indiquer les moyens pour remédier aux causes des maladies qui regnent dans l'Alsace & dans la Lorraine Allemande, afin d'en diminuer le nombre & le danger. Dans les deux provinces, tous ceux qui ne sont pas dans une honnête aisance, pour se soustraire à la rigueur du climat, ne se chauffent qu'avec des poëles de fer allumés avec du bois; il résulte de là, que les poëles trop chauds répandent une odeur fort désagréable, & d'où il sort des moffetes épaisses & obscures qui gâtent & noircissent tous les meubles. .... Le peuple éprouve à la fin de l'hiver des fluxions de poitrine & des maux de gorge.... quel eſt le moyen d'y remédier ? Votre humanité, Monſieur, ne me refuſera pas de me communiquer ſes connoiſſances ſur l'expoſé que je fais ; ma reconnoiſſance ſera égale au ſervice que j'en attends, & aux ſentiments diſtingués avec leſquels je ſuis.

Signé, VERLLIAC, Commandant pour le Roi à Sarrebourg.

En réponſe, j'ai indiqué les vapeurs du vinaigre mêlé de parties égales d'eau, qu'on placera immédiatement ſur les poëles.

De Sarrebourg 31 Mai 1782.

Preuves que le vinaigre de vin doit être préféré à tout autre acide.

Septieme déclaration. J'aurois eu plutôt l'honneur, M. de répondre à votre lettre toute honnête, ſi je n'avois pas voulu faire encore quelques expériences, & des obſervations que je prends la liberté de vous communiquer, & ces obſervations roulent ſur le vinaigre, qui eſt, ſuivant les provinces, de différentes qualités: en Flandres, l'uſage ordinaire eſt du vinaigre de biere ; en Normandie & en Picardie on ſe ſert de vinaigre de cidre ; dans la Lorraine Allemande de celui de biere & de poiré. Je me ſuis apperçu que les différents vinaigres produiſent différents effets pour ôter le méphitiſme : par une expérience que j'ai faite, après une médecine, la vuidange d'une chaiſe percée a été enveloppée dans une brouettée de fumier, ſans avoir employé les moyens que vous indiquez, Monſieur, dans votre livre, pour ôter, des chaiſes percées, toute fétidité ; dans cette brouettée on a répandu un demi-gobelet de vinaigre de biere, il en eſt ſorti une odeur d'un piquant très-déſagréable ; deux heures après cette expérience, on a arroſé les matieres avec du vinaigre de vin & une cuillerée à bouche d'eau de lavande ; incontinent tout méphitiſme a ceſſé. Il réſulte de cette expérience, qu'on doit faire attention à la nature du vinaigre qu'on emploie ; l'expérience ſeule peut convaincre : daignez trouver bon que j'aie l'honneur de vous les communiquer ; connoissant combien le bien de l'humanité vous touche essentiellement : si vous les agréez, je me propose d'en faire de nouvelles, & de vous en faire part, avec cette vérité & franchise d'un cœur qui vous honore & qui vous en assure, avec les sentiments du plus parfait attachement avec lequel j'ai l'honneur d'être, &c.

Signé, VERLLIAC, Commandant pour le Roi à Sarrebourg.

A M. PIERRES, Imprimeur du Roi.

A Tours le 16 Mars 1782.

Huitieme déclaration. En me rappellant, Monsieur, à votre bon souvenir, je viens vous demander un service relatif au bien public. C'est de me faire parvenir quelques exemplaires de l'Antiméphitique. Hier je parcourus cette brochure, que l'on m'avoit confiée pour quelques minutes. Sur le champ je désinfectai une fosse ; aujourd'hui j'ai fait la même expérience avec le même succès ; demain j'en dois neutraliser une des plus fétides....

Fosses neutralisées.

Signé, le BARON DE SERVIERES.

A M. DELANDINE, Avocat. 7 *Avril* 1782.

Neuvieme déclaration. J'ai appris, Monsieur & cher parent, que *M. Janin* avoit été appellé à Paris au sujet de la découverte qu'il a faite, & pour laquelle on lui cherche chicane. Nous avons ici un Chymiste qui a fait l'expérience dans la fosse de ses commodités, il a parfaitement réussi ; le vinaigre a neutralisé promptement tous les sels volatils, & la mauvaise odeur qui les accompagne. Quoique cette découverte soit très-simple, *M. Janin* n'a pas moins l'avantage de l'avoir faite....

Fosse neutralisée.

Signé, FLACHERE.

DIXIEME DÉCLARATION.

A M. JANIN DE COMBE-BLANCHE, Médecin-Oculiste.

A Vienne, 9 Mai 1782.

Dès que j'appris, Monsieur, par les papiers publics le moyen que vous aviez trouvé contre les vapeurs méphitiques, je ne tardai pas d'en faire usage. Il étoit connu que le vinaigre étoit un secours à ceux qui étoient malades des effets de ces vapeurs, mais il n'étoit pas venu dans l'idée de changer par ce moyen les vapeurs des fosses. On n'a jeté dans les lieux communs du vinaigre que lorsque vous l'avez dit. Je l'ai pratiqué plusieurs fois & à l'hôpital & chez moi; d'autres l'ont aussi pratiqué, & toujours avec succès.

Fosses neutralisées par le vinaigre.

Signé, REVOLAT, *Médecin du Roi & de l'hôpital.*

ONZIEME DÉCLARATION.

A M. CHAPUIS DU MOLARD, Médecin agrégé au College de Médecine de Lyon.

A Vienne, 19 Juin 1782.

Monsieur, avant la publication des expériences de l'*Antiméphitique* de M. *Janin*, on répandoit du vinaigre dans les chambres, on en faisoit évaporer sur le feu pour garantir de l'infection qu'on rencontre toujours chez les malades : mais je ne sache pas qu'avant lui on eût fait l'application de la propriété du vinaigre, pour détruire les vapeurs méphitiques qui s'élevent sans cesse des lieux privés ou des fosses quelconques. On lui doit tout à cet égard, & il a rendu un grand service. Depuis cette découverte, on l'emploie assez généralement dans les maisons de chaque particulier contre l'odeur fétide, insoutenable dans les changements de temps, que répandent les latrines. J'ai constamment

Fosses neutralisées par le vinaigre.

observé qu'un grand gobelet de vinaigre, jeté par une lunette, suffit pour ôter l'odeur & assoupir conséquemment l'action malfaisante des vapeurs. Dans l'hôpital de Vienne j'en ai fait souvent l'expérience; une seule verrée a corrigé sur l'instant l'odeur affreuse, insoutenable, que les latrines répandoient au loin dans un commencement de pluie. Je suis très-persuadé que les ennemis de M. *Janin*, quoique jaloux de sa découverte, seront fort aises de mettre en œuvre un moyen dont ils ne connoissent pas tout l'avantage, ou qu'ils feignent d'ignorer. . .

Signé, REVOLAT, *Médecin du Roi.*

DOUZIEME DÉCLARATION.

A M. JANIN DE COMBE-BLANCHE.

Lyon, 1 *Juillet* 1782.

Monsieur, recevez, je vous prie, mes remerciements; ils sont sinceres. Votre cadeau de l'*Antiméphitique* sera mis à côté de celui de M. *le comte de Buffon*; je l'y mets d'autant plus volontiers, qu'aujourd'hui les communs exhaloient une odeur si abominable, que je crois que le diable tenoit ses grands jours dans cette fosse: je ne pouvois rester chez moi. Je pris aussi-tôt une chopine de vinaigre, j'en aspergeai le cabinet, & jetai la plus grande partie dans la lunette; aussi-tôt & aussi vîte que l'éclair, toute la mauvaise odeur est disparue. J'ai eu la précaution de fermer la lunette après avoir jeté le vinaigre dans la fosse, de même que le cabinet après avoir aspergé son pavé, & tout m'a réussi complétement. J'ai bien pour vous, Monsieur, l'estime la plus particuliere que dicte la reconnoissance avec laquelle je suis, &c.

Fosse neutralisée par le vinaigre.

Signé, CHARNY, *Architecte.*

TREIZIEME DÉCLARATION.

A M. JANIN DE COMBE-BLANCHE.

Lyon, 29 *Mai* 1782.

Monsieur, la découverte de votre antiméphitique nous a paru si intéressante, & le service que vous avez rendu à nos concitoyens si grand, que nous avons voulu vérifier & constater nous-mêmes les expériences que vous avez annoncées. Continuez, Monsieur, à faire des découvertes aussi précieuses & aussi utiles. Vous trouverez ci-joint le résultat de nos expériences; elles ont eu tout le succès que nous en attendions. Nous avons l'honneur d'être, &c.

Signés, *BRION*, *D'YVOIRY*, *RICHARD*.

Rapports des expériences faites par MM. *Brion*, *d'Yvoiry & Richard*, Docteurs, Médecins agrégés au College de Médecine de Lyon.

Satisfaits d'avoir appris que le vinaigre neutralise les vapeurs des fosses d'aisance, nous avons cru devoir répéter les expériences qui ont été faites en présence des Commissaires nommés par le Ministre, & d'en vérifier les succès si à desirer pour mettre tous les citoyens jaloux de conserver leur santé hors des atteintes des vapeurs infectes des commodités, & notamment les gens de l'art, qui ont besoin d'un moyen sûr de corriger les mauvaises qualités de l'air des chambres des malades, des salles des hôpitaux, des prisons, &c.

Avant que de donner à M. Janin des éloges sur sa découverte, répétons, avons nous dit, ses expériences; voyons si elles nous réussiront. Nos concitoyens applaudiront à nos recherches, d'autant plus qu'il est nécessaire de détruire la cause des maladies qui les environnent de toute part, & les odeurs infectes y cooperent certainement.

Premiere expérience. Le 6 Mai 1782, à sept heures du matin, huit onces de vinaigre fort, mêlé avec deux tiers d'eau, fut jeté dans la lunette des commodités du second étage de la maison de M. *de Montbellet de Saint-Try ;* l'ouverture fut bouchée sur le champ : on jeta par terre quelques cuillerées de vinaigre dans le cabinet ; deux heures après il n'y existoit plus la moindre mauvaise odeur. Toutes les lunettes correspondantes à la ligne perpendiculaire de la même fosse furent désinfectées. Tous les trois ou quatre jours on a répété cette expérience, & la puanteur ne s'est plus renouvellée. Par ce moyen, bien simple, on a fait disparoître la puanteur, qui auparavant fatiguoit tous les locataires. Fosse neutralisée.

Seconde expérience. Le 9 Mai, à onze heures du matin, M. d'*Yvoiry*, seul, fut chez madame Felissan, qui s'étoit purgée ; elle avoit été sept à huit fois à la selle, dont l'odeur étoit si fétide que l'on ne pouvoit pas approcher de la chaise percée (quoique fermée) sans être fortement incommodé. Un quart de verre de vinaigre, mêlé dans deux gobelets d'eau, furent versés sur la matiere : l'odeur cessa sur le champ de frapper l'odorat. Chaise percée neutralisée.

Troisieme expérience. Nous jetâmes le même jour huit à dix onces de vinaigre mêlé avec deux tiers d'eau dans la lunette du premier étage de la maison de ladite Dame. Elle fut témoin, ainsi que les autres personnes qui l'habitent, que l'odeur infecte fut promptement détruite. Fosse neutralisée.

Quatrieme expérience. Le même jour même procédé & même résultat chez M. *André Orsel.*

Cinquieme expérience. Le vinaigre a eu le même succès au fauxbourg de Vaize chez M. d'*Yvoiry*, maître en chirurgie, en présence de M. *de Sutiers*, & de toutes les personnes de la maison.

Sixieme expérience. M. *Bouvard*, négociant, nous a assuré qu'il a fait l'expérience de la neutralisation des communs avec tout le succès possible. Fosses neutralisées par le vinaigre.

Septieme expérience. M. le Curé de Francheville a essayé de neutraliser l'odeur des excrémens rendus dans un vase de nuit ; il a complétement réussi par la méthode de M. *Janin.* Vase de nuit neutralisé.

M. *Brion* a remarqué que l'odeur qui s'exhaloit des communs de la maison *Teissier*, rue Grenette, étoit des plus fortes & des plus désagréables, & qu'elle a cessé d'incommoder les voisins depuis qu'un vinaigrier est venu loger dans cette maison.

Observation intéressante.

Matieres animales en putréfaction qui ont été neutralisées par le vinaigre.

Huitieme expérience. Nous avons fait plusieurs projections de vinaigre dans différentes fosses; elles ont toutes réussi. Nous avons tenté de neutraliser une fosse dans laquelle il y avoit des matieres animales & dont la puanteur étoit extrême; nous y avons réussi. L'action du vinaigre anéantit donc cette vapeur dangereuse; c'est un fait certain.

Neuvieme expérience. Nous avons répété cette derniere épreuve à l'école Royale Vétérinaire, en présence des personnes qui y sont proposées par le gouvernement; elle a réussi.

Preuves que le vinaigre neutralise l'alkali volatil putride.

Enfin, nous avons observé que les sieges & les environs des lunettes ont cessé d'être humides depuis que nous y avons fait l'expérience du vinaigre. Il résulte de tous ces faits qu'un quart de bouteille de vinaigre commun, mêlé avec de l'eau, suffit pour détruire l'odeur infecte des latrines; que la même opération répétée d'abord de trois en trois jours, ensuite de six en six jours, suffit pour neutraliser les fosses d'aisances ordinaires. Tous ceux qui répéteront ces expériences obtiendront le même succès, &, comme nous, ils sauront gré à M. Janin d'avoir fait une découverte de la plus grande utilité à tous les hommes en général, & en particulier aux habitans des grandes villes, aux pauvres malades, & à ceux qui, par état ou par charité, leur donnent des secours.

A Lyon, ce 22 Mai 1782.

Signés, *Brion, d'Yvoiry, Richard, Docteurs agrégés au College des Médecins de Lyon.*

Quatorzième Déclaration.

Nous soussigné marchand Orfevre & notable de la ville de Lyon, certifions & attestons qu'en Août

& Septembre 1783 on fit la vuidange de la fosse d'aisance de la maison que j'habite, appartenante aux Religieuses Dames des Collinettes, située place de l'Herberie.

Mon magasin contenoit un très-grand nombre de pieces d'argenterie, qui auroient été noircies, par conséquent tout le poli & bruni endommagé par l'odeur affreuse qui s'exhaloit de cette fosse. Par surcroît, mon épouse étoit en couche, dans un grand état de foiblesse; il y avoit à craindre que cette odeur ne portât sur elle le plus grand désordre, & ne la fît périr. Sans m'occuper d'attaquer le foyer d'où partoit cette affreuse puanteur, toutes mes vues se tournerent seulement d'en garantir mon épouse & mes marchandises. Pour cet effet, j'eus recours au vinaigre, que M. Janin avoit indiqué comme un préservatif dans son *Antiméphitique*. Je trempai dans cet acide des linges, je les plaçai sur le seuil des portes & l'ouverture des fenêtres; j'en arrosai également mon magasin & la chambre de la malade avec un tel succès, que l'odeur fétide ne pénétra plus ni dans l'un ni dans l'autre appartement. Je continuai la même opération pendant tout le temps que dura la vuidange, toujours avec le même succès. Deux pintes de vinaigre ont suffi pour empêcher mon épouse d'être affectée par la puanteur, & mes marchandises d'être tachées; & sans les déplacer de mon magasin, elles ont conservé leur éclat. Tous les matins, quand j'entrai dans mon magasin, je ne ressentois qu'une odeur suave de vinaigre. J'ai fait part à mes Confreres de cette expérience; ils se sont servis du vinaigre en pareil cas avec le même succès. J'ai présenté cette déclaration à M. Janin, comme un objet qui intéresse le bien public, & que je lui devois par reconnoissance. En foi de ce, *à Lyon, le 2 Juin 1784.*

Expérience qui intéresse le commerce & les femmes en couche.

Signé, *J. F.* PERRET.

QUINZIEME DÉCLARATION.

A M. JANIN DE COMBE-BLANCHE.

De Mâcon, 9 Novembre 1783.

Vuidange d'une fosse neutralisée.

Monsieur, ayant éprouvé les bons effets du vinaigre depuis deux ans, en désinfectant par son moyen une conduite de latrines qui infectoit mon appartement, je n'ai pas hésité à en faire usage conformement à ce que vous prescrivez dans votre *Antiméphitique ;* & c'est en finissant l'opération que j'ai l'honneur de vous écrire. M'étant transporté dans une maison pour y faire faire des réparations, & notamment à la fosse d'aisance, qui est très-vaste & très-profonde, & qui depuis un temps immémorial n'avoit pas été vuidée, j'observai que toutes les conduites exhaloient une puanteur insupportable. La clef de la voûte est placée dans un local très-étroit, peu favorable au travail, & contenant peu d'air. En conséquence, je me décidai à suivre littéralement vos procédés : d'abord je fis mettre du vinaigre mi-partie d'eau en évaporation aux quatre coins de la clef de la voûte ; alors on procéda à son enlévement. La vapeur qui sortit de la fosse étoit des plus infectes ; elle auroit été insoutenable sans le vinaigre en évaporation. Pour bien m'assurer de l'état de l'air de cette fosse, j'y fis descendre une chandelle allumée, attachée à une ficelle : à peine y fut-elle introduite que la flamme languit, puis s'éteignit. Assuré que j'étois, que lorsqu'une chandelle s'éteint cela annonce la présence réelle du méphitisme & le danger de s'y exposer, je saisis cette circonstance de mettre votre découverte à l'épreuve : je remplis une grande seringue de vinaigre, toujours mi-parti d'eau ; j'en injectai dans la fosse, sans m'approcher de trop près de son ouverture. Environ deux bouteilles ordinaires de vinaigre ayant été employées à ce travail, je fis descendre de nouveau dans la fosse une chandelle allumée, & j'ai eu la satisfaction de la voir continuer

Preuve démonstrative que le vinaigre détruit le méphitisme mortel des fosses d'aisance.

de brûler. Parvenue à la surface de la matiere, sa lumiere me parut moins brillante ; ce qui me détermina à faire placer quatre réchauds allumés sur lesquels je fis mettre du vinaigre en évaporation, le tout sur des planches quarrées, que l'on descendit, par le moyen des cordages, sur la surface de la matiere, & que l'on éloigna de l'ouverture avec des perches le plus que l'on put. J'injectai encore du vinaigre dans la fosse, toujours mêlé d'eau ; dès-lors la flamme de la chandelle devint plus brillante, & absolument semblable à celle qui brûle dans l'air athmosphérique. La puanteur étant absolument dissipée, cinq hommes commencerent & finirent en six jours cette vuidange, sans avoir été un instant incommodé, pas même lorsqu'ils se sont établis dans cette fosse pour achever de la vuider. A dire vrai, j'ai fait entretenir les réchauds toujours allumés, chargés de vinaigre en évaporation, & je faisois jeter de cette liqueur de temps à autre dans la fosse. Ma contenance assurée, inspirée par les succès réitérés & constans que j'ai eu par votre méthode, a engagé les ouvriers à travailler sans interruption, excepté les temps de repas & celui du sommeil ; au lieu que dans les vuidanges ordinaires, il faut un nombre d'hommes, qu'on releve alternativement, après quelques moments de travail, sans quoi ils ne pourroient pas y résister. Ici cinq hommes ont suffi & ont travaillé sans interruption, & sans éprouver la moindre incommodité ; ce qu'ils n'auroient pu faire sans votre découverte. Eh! comment l'auroient-ils pu, puisque l'extinction de la chandelle annonçoit que le gaz de cette fosse étoit incapable de servir à la respiration ? conséquemment qu'il auroit fait mourir tous ceux qui l'auroient respiré. Les personnes du voisinage de cette maison ont été témoins de mon opération & de son succès. Quant à moi, je m'estime fort heureux d'avoir en cette occasion pu concourir avec vous, Monsieur, à la conservation de la vie de ces cinq hommes, qui certainement auroient péri dans cette fosse, ainsi que les Maçons qui l'ont réparée, sans votre merveilleuse découverte. La reconnoissance

Fosse d'aisance, réparée sans inconvénient au moyen du vinaigre.

& l'humanité ont dicté cet écrit, & m'ont déterminé à vous l'adresser par la poste, comme la voie la plus prompte & la plus sûre de vous le faire parvenir. Recevez, Monsieur, l'assurance de mon estime, &c.

Signé, CHARNY, *Architecte.*

SEIZIEME DÉCLARATION.

A M. JANIN, *Médecin-Oculiste du feu Duc de Modene, du College Royal de Chirurgie de Lyon.*

D'Aix le 30 Novembre 1782.

J'ai lu, Monsieur, avec impartialité votre *Anti-méphitique*, & les écrits dans lesquels on conteste vos succès. Pour fixer mon opinion, j'ai eu recours à l'expérience, elle seule doit décider de quel côté est la vérité. Vous avez annoncé différens moyens pour désinfecter le lait de chaux, le vinaigre, l'eau-de-vie de lavande, & autres liqueurs spiritueuses; enfin, la litiere de cheval. J'ai éprouvé successivement tous ces agents : voici, Monsieur, quel a été le résultat de mes épreuves. Je vous observerai que les chaleurs en Provence ont été excessives cette année, & que les matieres végétales & animales en putréfaction répandoient au loin leurs vapeurs infectes & très-pernicieuses.

Feuilles de choux en putréfaction, neutralisées par le vinaigre.

Premier fait. Du 14 Juillet 1782. Un domestique ayant laissé par négligence un tas d'ordures dans un coin de la cuisine, dans lequel étoient ntr'autres des feuilles de choux, la puanteur avoit infecté les appartements voisins & les avoient rendus inhabitables. Je fis arroser avec du vinaigre de chambre en chambre; enfin, je parvins à la cuisine où je trouvai le foyer d'infection, qu'on arrosa aussi avec cet acide : l'odeur fétide fut complétement détruite.

Second fait. Le 19 du même mois je dînai chez un de mes amis; on nous servit au dessert du fromage si odorant, si méphitique, que tous les convives en étoient fort incommodés. On avoit donné ordre d'enlever ce fromage, lorsque je demandai du vinaigre : j'en fis arroser la salle à manger, & en versai moi-même sur le fromage, qui resta sur la table jusqu'à la fin du repas, parce que sa puanteur avoit été absolument détruite par l'action du vinaigre.

Puanteur du fromage, détruite par le vinaigre.

Troisieme fait. Après avoir fait laver l'intérieur & l'extérieur de ma chaise percée, ainsi que le vase, avec de l'eau vinaigrée, pour en ôter l'infection dont le bois sur-tout étoit pénétré, je versai dans le vase une bouteille d'eau, une cuillerée de vinaigre, & environ deux cuillerées d'eau-de-vie de lavande ; les matieres y ont été assemblées jusqu'à ce que le vase a été presque plein : elles ont été gardées à découvert jusqu'au vingt-unieme jour sans fétidité.

Chaise percée neutralisée.

Quatrieme fait. Ces matieres ont été versées dans une cour où j'avois fait placer un tas de fumier de cheval ; le tout a été sans mauvaise odeur pendant deux mois : à cette époque, j'ai fait enlever le tout pour servir d'engrais à un jardin voisin de chez moi. Je vous rendrai compte, Monsieur, de l'effet qu'il aura produit l'année prochaine.

Cinquieme fait. Nombre d'observateurs ont remarqué que le gaz qui se dégage des eaux stagnantes dans lesquelles se putréfient des plantes ou des matieres animales, ce gaz est non seulement inflammable, mais très-puant. Ils ont remarqué aussi que lorsque ce gaz inflammable est détruit, la puanteur cesse. Etant à la campagne le 22 Août, je m'apperçus, en me promenant sous le vent du sud, d'une infection, qui augmentoit à mesure que j'avançois ; je ne tardai pas d'en connoître la cause. Un vaste réservoir, destiné à recevoir & à contenir les eaux pluviales du grand chemin & d'une basse-cour voisine, étoit le foyer d'où s'exhaloit cette insigne puanteur. Je me fis apporter une chandelle allumée & une bouteille de vinaigre. Ayant allumé un morceau de papier, je le jetai sur la surface verdâtre de cette eau, qui n'occupoit que le fond du réservoir ; dans l'instant le gaz inflammable prit feu ; une flamme bleuâtre & ondoyante s'étendit

Belle expérience sur le gaz inflammable, provenant des matieres putrides.

Eau stagnante putride neutralisée par le vinaigre.

ſur toute la ſurface de l'eau. J'y verſai la bouteille de vinaigre en forme d'aſperſion ; ſur le champ le gaz enflammé fut éteint, & la puanteur complétement détruite : elle ne s'eſt plus renouvellée juſqu'au moment ou j'écris cette lettre. Voilà un fait qui prouve deux vérités ; la premiere, que le vinaigre éteint ſubitement le gaz inflammable lorſqu'il eſt en feu ; la ſeconde, que cet acide détruit promptement & pour pluſieurs mois l'infection qui s'exhale des eaux ſtagnantes, dont les effets ſont ſi funeſtes aux hommes & aux animaux, en cauſant des épidémies & l'épizootie.

Puiſard déſinfecté par le vinaigre.

Sixieme fait. Le 28 du même mois, un puiſard exhaloit la plus inſigne infection ; j'y fis verſer une demi-bouteille de vinaigre, dans l'inſtant la puanteur fut détruite. J'étois curieux de reconnoître s'il y exiſtoit encore de gaz inflammable ; car je ſuis convaincu qu'il eſt la cauſe immédiate de la puanteur qui s'exhale de ces ſortes de cloaques. En conſéquence, je jetai par l'ouverture de ce puiſard un grand morceau de papier allumé, qui fut éteint dès qu'il fut parvenu à la ſurface de l'eau. Seconde preuve que le vinaigre neutraliſe complétement le gaz inflammable. La puanteur de ce puiſard ne s'étoit pas encore renouvellée le 30 Octobre ; cependant il reçoit continuellement les eaux de la cuiſine d'une grande maiſon, dont le propriétaire me ſait bon gré de l'avoir déſinfecté par un moyen bien ſimple & bien efficace.

Cabinet d'aiſance & ſa foſſe neutraliſées.

Septieme fait. J'ai verſé du vinaigre dans un grand nombre de conduites de latrines, & j'en ai jeté ſur le ſol des cabinets ; ils ont été complétement déſinfectés. Mais avant d'employer le vinaigre dans ceux qui étoient les plus puants, j'ai eu l'attention d'en faire laver le ſol, les murailles, le ſiege & la lunette avec un lait de chaux qui en a dégagé beaucoup d'alkali volatil, & j'ai remarqué que par ce procédé le vinaigre le neutraliſe plus promptement, & que l'odeur mauvaiſe ne ſe renouvelle pas auſſi promptement. Je crois, Monſieur, que ces deux moyens que vous avez indiqués étant ainſi réunis, parviendront à détruire plus complétement le méphitiſme.

Huitieme fait. Le 30 Août je fus appellé chez une Dame malade ; elle avoit fait vernir son sallon de compagnie, situé à côté de sa chambre à coucher : l'odeur étoit si forte, si chargée du phlogistique qui se dégage en pareil cas de la céruse, qu'on respiroit avec difficulté dans cet appartement qu'on tenoit fermé. Cette vapeur avoit occasioné à cette Dame une fievre nerveuse convulsive. Je lui ordonnai les acides en boisson, tels que la limonnade, des lavements d'eau tiede légérement vinaigrée ; enfin, je fis arroser les appartements avec du vinaigre, & en fis mettre en évaporation : l'odeur du vernis disparut, & la malade fut promptement guérie.

Le vinaigre remédie à l'odeur pernicieuse des peintures au vernis.

Neuvieme fait. J'ai éprouvé à deux différentes fois les bons effets du vinaigre en évaporation, contre l'odeur très-méphitique des peintures à l'huile ; ce qui me donne lieu de croire qu'en employant ce moyen, on pourra parvenir à prévenir la colique de Poitou, dont tant de peintres sont les tristes victimes, au point de leur causer la mort.

Le vinaigre est un moyen de neutraliser l'odeur méphitique des peintures à l'huile.

Dixieme fait. J'ai conseillé à un nombre de personnes malades de faire verser dans leurs chaises percées de l'eau de lavande, très-peu de vinaigre & une bouteille d'eau, ce qui les a garanties de l'infection qui s'en exhale lorsqu'on n'a pas recours à ces moyens ainsi combinés.

Onzieme fait. Un évier de la cuisine d'un de mes malades répandoit la plus forte puanteur ; je le fis laver avec de l'eau fortement vinaigrée : depuis deux mois & demi, l'odeur n'a pas reparu.

Puanteur d'un évier, détruite par l'eau vinaigrée.

Douzieme fait. Une Dame malade d'un cancer ulcéré à la mamelle gauche souffroit les plus vives douleurs ; les nuits étoient très-orageuses, sur-tout lorsque l'air de sa chambre n'étoit pas renouvellé, & que l'infection étoit ainsi concentrée. Je soupçonnai avec raison que les miasmes putrides qui s'exhaloient sans cesse de cet ulcere, coopéroit à porter le désordre dans le physique de cette Dame. Après les épreuves heureuses que j'avois faites de votre antiméphitique, je n'hésitai pas de l'employer dans cette circonstance ; la chambre

Infection produite par un cancer, corrigée par le vinaigre.

fut arrosée tous les jours avec du vinaigre. Dès cet instant l'air de cette chambre cessa d'être puant, le calme succéda aux douleurs, les nuits furent plus tranquilles. Ce fait, pris sur une multitude d'autres, démontre l'influence pernicieuse qu'ont les mauvaises odeurs sur l'économie animale, conséquemment sur la santé & sur la vie, & combien il est avantageux d'avoir trouvé le moyen de s'en garantir.

Scorbut, guéri par la seule administration du vinaigre.

Treizieme fait. La nommée *Françoise Guitton* me consulta au commencement de Septembre dernier; elle étoit scorbutique; ses gencives étoient rongées par une ulcération affreuse; la plupart de ses dents étoient chancelantes; sa bouche exhaloit la plus grande puanteur; son corps étoit parsemé de taches livides. Sa pauvreté, la répugnance qu'elle avoit d'entrer à l'Hôtel-Dieu, me déterminerent à la mettre à l'usage des acides. Je lui ordonnai de boire abondamment de l'eau vinaigrée, d'en prendre des lavements soir & matin, de laver sa bouche plusieurs fois le jour avec du vinaigre, ainsi que les taches livides: ce seul traitement l'a guérie dans l'espace de trente-six jours.

Dyssentériques guéries avec le vinaigre.

Quatorzieme fait. Par le même traitement j'ai guéri en peu de jours quatre dyssentériques, & j'ai empêché les progrès que faisoit cette maladie, en faisant verser du vinaigre dans les commodités & dans les vases de nuit.

Excréments des chats, neutralisés par le vinaigre.

Quinzieme fait. De toutes les odeurs provenant des excréments, la plus infecte est sans contredit celle des chats. J'ai détruit nombre de fois cette puanteur dans un instant, en y versant dessus du vinaigre. Une chose remarquable, c'est que le vinaigre entre dans la plus forte effervescence; il bout comme s'il étoit sur le feu; preuve que cette matiere est très-alkaline.

Vapeurs infectes d'une vuidange, neutralisées par le vinaigre.

Seizieme fait. Le 30 Septembre, à peine je fus couché & endormi, qu'une puanteur horrible m'éveilla. Une vuidange, faite dans une maison voisine, en étoit la cause. Je me levai promptement; j'arrosai ma chambre avec une bouteille de vinaigre, & je fus délivré sur le champ du cruel supplice où cette infection m'avoit mis: elle ne parvint plus dans ma chambre.

Je dois, Monsieur, à votre découverte une nuit tranquille, dont ma santé bien chancelante avoit grand besoin. Vous avez été mon bienfaicteur, vous êtes celui du genre humain. Je dois par reconnoissance vous adresser le résultat de mes expériences ; ce sont des faits qui anéantissent les assertions hasardées qu'il a plû à vos ennemis d'annoncer, pour décrier une découverte précieuse. Laissez, Monsieur, siffler les serpens de l'envie, & ne perdez pas de vue l'humanité, à qui vous êtes si utile. Je suis, avec la plus haute estime & la plus grande considération, &c.

Signé, DARLUC, *Professeur en Médecine de l'Université d'Aix, en Provence.*

DIX-SEPTIEME DÉCLARATION.

A M. JANIN DE COMBE-BLANCHE.

Lyon, 1 *Mai* 1784.

J'ai reçu, Monsieur, vos deux lettres imprimées sur l'antiméphitique, que vous avez eu la bonté de m'envoyer : la solidité des raisonnements & des preuves qu'elles contiennent m'a encore moins frappé que l'expérience que j'ai faite il y a quelques jours du pouvoir de votre antiméphitique. J'avois donné ordre de vuider la fosse d'aisance de mon château d'Anthon ; j'étois sous le vent, à plus de cinq cents pas, au moment où l'on enleva la pierre (qui servoit de clef à l'ouverture de cette fosse), & j'en fus averti par une odeur insoutenable. En cherchant à regagner le nord pour l'éviter, je m'apperçus que les ouvriers avoient déserté les bords de la fosse. Je fus moi-même prendre une demi-bouteille de vinaigre que j'y jetai : dans l'instant l'odeur cessa ; mes ouvriers revinrent, & je restai plus d'un demi-quart d'heure à deux pas de là, sans m'appercevoir de la moindre odeur désagréable, quoique dans ce moment on remuât fortement les matieres pour enlever les ceintres en bois de la voûte, qui embronchoit l'orifice de la fosse. Voilà, Monsieur, un fait

Vuidange faite avec succès par le moyen du vinaigre.

& une vérité contre laquelle viendront toujours échouer les satyres dont la jalousie vous a environné. Recevez donc, Monsieur, les remerciements que je vous dois comme citoyen, & comme quelqu'un pour qui vous avez eu une attention particuliere. J'ai l'honneur d'être avec une considération distinguée, &c.

Signé, DE COMBES, *Baron d'Anthon.*

Moffete d'un pavé, neutralisée par le vinaigre, & deux hommes guéris par cet acide. Méphitisme détruit par le vinaigre.

Dix-huitieme déclaration. Lisez le rapport fait à *M. le Noir*, Lieutenant-général de Police, le 12 Mars 1782, par un Inspecteur de Police, imprimé dans ma seconde lettre à M. *Cadet*, p. 24.

Dix-neuvieme déclaration : elle est insérée dans ladite lettre, p. 25.

Vingtieme déclaration, contenue dans la même lettre, p. 26.

VINGT-UNIEME DÉCLARATION.

Exhumation d'un grand nombre de cadavres, faite avec succès par le moyen des acides.

Nous soussignées Religieuses du monastere de Saint-Benoît, déclarons & attestons que notre caveau sépulcral étant devenu impraticable par le grand nombre de cercueils qu'il contenoit, nous avons été obligées de les faire enlever, & d'exhumer tous les corps le 21 Janvier 1784, afin d'éviter des événements fâcheux & prévenir les effets du méphitisme qui, en Août 1782, s'étoit manifesté au point d'éteindre tous les cierges allumés & un gros flambeau, quoiqu'ils fussent placés à l'extérieur de l'ouverture de ce caveau. Ayant éprouvé à cette époque & dans plusieurs autres circonstances, notamment toutes les fois qu'on a rouvert ce caveau, les succès non interrompus du vinaigre pour remédier promptement aux funestes effets de l'infection, nous l'avons employé avec d'autant plus de confiance, que sans son secours il y auroit eu tout à craindre pour la vie des personnes que nous avions chargées de ce rude & pénible travail : en conséquence, nous avons fait verser du vinaigre & de l'eau-de-vie de lavande sur les corps, sur les cercueils & sur le sol, avec un tel succès, que le travail, qui a été continué pendant deux jours, n'a produit aucune puanteur, ni dans le caveau, ni dans l'église, ni dans le monastere, & sans qu'aucun des ouvriers ait eu la moindre incommodité : les lumieres y ont constamment bien brûlé ; c'est d'autant plus étonnant, qu'il a fallu exhumer un très-grand nombre de corps qui étoient en pleine putréfaction ; qu'il a fallu creuser profondément une terre, pénétrée de leur dissolution, pour les y enterrer ; qu'il a fallu briser & enlever une quantité considérable de cercueils, dont le bois portoit l'empreinte des tristes dépouilles de la mort. Cette continuité de preuves sûres de la méthode de *M. Janin*, nous a déterminé à faire vuider une fosse d'aisance, qui depuis environ cinquante années ne l'avoit pas été. Le vinaigre a eu encore ici un tel succès, que nous avons été délivrées de l'affreux supplice que cause la puanteur des vuidanges faites par les méthodes ordinaires. Pendant le travail, qui a duré huit jours, les vuidangeurs ont joui d'une bonne santé, malgré les fatigues que leur occasiona l'extraction des matieres, à cause de la dureté qu'elles avoient acquises ; elles étoient telles qu'il a fallu les rompre à coups de pioches & autres instruments de fer, ce qui rendoit cette vuidange beaucoup plus dangereuse que toute autre, de l'aveu des Physiciens & des Chymistes : enfin, cette fosse ayant besoin de réparations urgentes, le vinaigre a mis les Maçons à l'abri de tout accident, & dans le cas de travailler sans interruption & sans infection. Tel est la vérité des faits dont nous avons été témoins ; l'humanité est intéressée à ce qu'ils soient connus, ce qui nous a déterminé à remettre cette déclaration à M. *Janin* pour la rendre publique ; en foi de ce, *à Lyon*, *le 6 Mai* 1784.

Vuidange & réparations d'une fosse neutralisée par le vinaigre.

Signées, Sœur *A. Trolier*, *de Messimieux*, Sous-Prieure de Saint-Benoît ; Sœur *St.-Germain*, Doyenne ; Sœur *Saint-Antoine Dufresne*, Discrete ; Sœur *Sainte-Helene Girardon*, Discrete ; Sœur *Sainte-Félicité Truillier*, Discrete.

Preuves du danger des exhumations faites sans le secours des acides.

Dangers des inhumations & exhumations faites sans les acides.

Il n'y a nul doute que sans le secours des acides les personnes qui ont fait l'exhumation de cette quantité de corps en pleine putréfaction, auroient perdu la vie. Afin de le prouver sans replique, on met sous les yeux du lecteur ce que M. *Cadet* a publié dans son *Journal de Paris*, 6 *Octobre* 1781.

Il y rend compte du rapport de la Société de Médecine au sujet des exhumations; il y rappelle que *les Commissaires chargés de ce travail sont MM. Poissonnier, Geoffroi, Lorry, Macquer, Desperrieres, Dehorne, Michel, & Vicq d'Azir, noms qu'il est bon de rappeller, parce qu'ils sont autorité, & qu'il faut*, dit M. Cadet, *des autorités, pour opposer aux gens qui, soit par ignorance, soit par mauvaise foi, prétendent que les morts ne nuisent pas aux vivants. On ne lira pas*, dit-il, *sans frémir de crainte & d'horreur, les funestes effets des inhumations: on y verra un Fossoyeur expirer sur le cadavre dont il se proposoit de voler la dépouille: une église infectée par l'exhalaison d'un corps enterré depuis douze ans: la vapeur méphitique occasionée par le déplacement de quelques cadavres dans un des souterrains de l'église de Saint-Eustache, affecter des enfants de cette paroisse qui assistoient au catéchisme: une épidémie à Lectoure en* 1744 *par la fouille d'un cimetiere: une épidémie désastreuse à Riom en Auvergne, due à la même cause: un Fossoyeur de Montmorency frappé mortellement en donnant un coup de beche sur un cadavre enterré un an avant: le Curé, le Vicaire, & seize personnes périr à Saulieu en Bourgogne: de cent vingt communians, cent quatorze très-dangereusement malades, ainsi que soixante & dix personnes, pour avoir assisté à l'inhumation d'une femme dont le corps fut déposé dans l'église de Saint-Saturnin, près d'un cadavre enterré six semaines auparavant; accident affreux*, ajoute M. Cadet, *qui peut dévaster toute une ville en propageant l'épidémie, comme cela est arrivé à Saulieu.*

A cette énumération de malheurs causés par le seul effet des vapeurs putrides provenant des cadavres, M. *Cadet* auroit pu y ajouter les catastrophes arrivées à Montpellier, à Marseille & à Paris; il auroit pu y ajouter que les exhalaisons animales ont été funestes de tous les temps; car, au rapport de *St. Augustin*, le royaume de Massinisa perdit 800 mille hommes, & 200 mille, près de Carthage, par la puanteur qui s'exhaloit d'une quantité de sauterelles en putréfaction. Le Docteur *Ludolf* assure que l'Ethiopie est quelquefois désolée par une si grande quantité de ces insectes, que lorsqu'elles périssent, l'air en est si infecté, que la peste ne tarde pas à moissonner la plus grande partie des habitants de cette contrée. Athenes éprouva la malignité de telles influences, au témoignage de *Thucidide. Denis d'Halicarnasse* attribue à cette cause la peste des hommes & des animaux. *Tite-Live* nous apprend que l'armée du grand *Pompée* en fut la victime : la puanteur des chevaux qu'on négligea d'enterrer, causa une grande mortalité. Il nous apprend que pendant les ravages de Rome par les Gaulois, les cadavres entassés dans les rues & dans les places furent autant de germes de mort, qui augmenterent le deuil & la désolation. Ces faits ont été confirmés par *Plutarque*, *Tacite & Pline.* L'Agenois perdit la majeure partie de ses habitants par la puanteur qui s'éleva d'un puits où l'on avoit précipité des corps morts. *Paré* nous apprend aussi que la Toscane fut dévastée par la seule corruption d'une baleine. Le célebre *Quesnay* rapporte que M. *Filon*, Chirurgien de la Marine, a été témoin que l'infection provenant de bœufs sauvages morts causa la peste à un équipage. L'infection est donc bien pernicieuse, puisqu'elle cause de si grands malheurs & de telles mortalités; elle l'est au point qu'elle peut dévaster non seulement toute une ville, mais encore toute la terre : témoin la plus cruelle peste dont a fait mention l'histoire; elle fut causée par l'horrible puanteur qui sortit des entrailles de la terre en 1346. Ce terrible événement eut lieu dans le royaume de Cathay : selon *Mézeray ;* la contagion étendit ses ravages en Asie, en Grece, en Afrique & en Europe.

Les miasmes putrides sont si subtils, qu'ils pénetrent même les murailles les plus épaisses ; dans le nombre des faits qui le prouvent, l'événement arrivé à Paris dans les caves de trois maisons de la rue de la Lingerie, adossées au cimetiere des Innocents, en est un exemple frappant : *témoin* encore *la muraille qu'on y éleva en contre-mur, qui ne peut intercepter la moffete*, au rapport de *MM. Cadet* & *Gardanne*. Cette moffete n'a put être détruite par des fourneaux chargés de feu, par une couche très-épaisse de chaux en poudre, étendue sur le sol. Tous ces moyens étant impuissant, on fut obligé de murer les portes de ces fatales caves : c'est alors que *M. Cadet* se déclara vaincu par le méphitisme, c'est alors qu'il affirma que *le mal étoit sans remede.* On ne doit donc pas être étonné si les voisins de ces caves en furent très-incommodés ; on ne doit pas être étonné si deux tonneliers & un jeune homme manquerent d'y périr ; on ne doit pas être étonné si une femme contracta une fievre nerveuse assez grave. Enfin, on ne doit pas être étonné si cette moffete éteignit les lumieres. Tous ces faits ont été attestés par la Société de Médecine : elle affirme qu'*il y a au milieu de nos temples des foyers d'où s'élevent perpétuellement des vapeurs méphitiques très-dangereuses, ce sont les lieux destinés aux sépultures.* T. I, p. 10. Les exhalaisons animales sont donc bien funestes ! cela est démontré par la multitude des tristes événements que nous venons de rapporter. (1)

Journal de Paris, 14 Déc. 1780.

Que ne seroit-il donc par arrivé dans le caveau de l'Eglise de S. Benoit, à Lyon, puisque les lumieres y furent éteintes quoique placées hors de l'ouverture, en 1782 ? A quel danger n'auroient donc pas été exposés les ouvriers qui n'ont cessé de briser une multitude de cercueils imbibés d'une matiere gluante, d'un verd noirâtre, & sur-tout lorsqu'il a fallu en extraire des cadavres en pleine putréfaction ? Quel auroit donc

(1) Si on en doute encore, qu'on lise les ouvrages de MM. *Lancisi*, *Pringle*, *Boerhaave*, *Vanswieten*, *Ramazzini*, *Quesnay*, *Diemerboeck*, *Haguenot*, *Muratori*, *Tissot*, *Haller*, *Sauvages*, *Maret*, *Piatoli*, *Vicdazir* ; ceux de l'Académie & de la Société de Médec. &c.

été le ſort de ces pauvres gens, qui, pendant deux jours n'ont ceſſé de tranſporter les débris des cercueils, d'exhumer des corps putrides, de fouiller, de creuſer une terre qui receloit des principes de mort, & d'y amonceler les cadavres pour les y enterrer? Les acides ſeuls ont ſuffi pour enchaîner tant de cauſes mortelles; les acides ont purifié l'air de ce caveau, dont l'ouverture ſituée au milieu du chœur, eſt entourée de murailles fort élevées, terminées par la voûte: qu'on juge de là ſi l'air pouvoit ſe renouveller facilement dans ce caveau.

Que ceux qui ont oſé ſoutenir que les acides ne ſont pas antiméphitiques, liſent les dépoſitions des Dames religieuſes de S. Benoît, ils y verront les nombreuſes expériences qu'on a faites en différents temps dans ce caveau, toujours avec ſuccès; & ſi ce témoignage ne leur ſuffit pas, qu'ils liſent les déclarations contenues dans ce recueil; & s'il leur reſte encore le moindre doute, qu'ils liſent les onze dépoſitions faites en faveur des acides, par l'Académie Royales des Sciences, la Société de Médecine, mes Commiſſaires, & M. Cadet (1); c'eſt par cette foule de témoignages que j'anéantis les cris impuiſſants de l'envie & de l'intérêt: car que peut-on oppoſer à des faits & à des faits bien conſtatés? En voici un qui mérite d'être connu, ils ſera utile à la pauvre humanité.

(1) Voyez ma lettre de l'Homme noyé dans une foſſe, p. 14 & 15.

OBSERVATION.

Sur les bons effets du vinaigre contre les taches gangréneuſes, mortelles.

Propriété admirable du vinaigre contre la gangrene.

Une Dame accablée depuis ſix mois par le plus violent chagrin, tomba malade le 19 Septembre 1782, une fievre violente compliquée de grandes douleurs de tête, d'inſomnie & de redoublements furent les premiers ſymptomes du danger qui la menaçoit; ſes yeux étoient ardents, les urines d'un rouge brun. Les moyens que l'art indique en pareil cas furent adminiſtrés ſans aucun ſuccès.

Le huitieme jour la malade éprouva une violente douleur dans la partie gauche & latérale du bas-ventre, bientôt il s'y manifesta une éthimose de l'étendue d'une main ouverte; cette tache noire devint de plus en plus livide, son progrès d'extension augmentoit sensiblement de jour en jour, malgré l'usage continue de l'eau-de-vie camphrée appliquée tiede sur cette partie avec des compresses. Le dixieme jour, le quinquina fut mis en usage, en boisson, en topique & en lavement. Trois fois le jour on fit avaler à la malade un grain de camphre préparé avec le sucre. Malgré ces antiseptiques, les progrès de la tache gangréneuse furent rapides, elle augmenta si considérablement que son diametre s'étendoit depuis les vertebres jusqu'à la ligne blanche, c'est-à-dire, que le plus grand chapeau ouvert auroit couvert à peine la partie livide. Le délire, le pouls concentré, les yeux ternes & larmoyants, tels que ceux des agonisants; les paupieres presque toujours fermées; la sueur froide des extrêmités, la fétidité extrême des déjections; enfin, la perte totale de l'action musculaire, annonçoient la fin prochaine de la malade. Deux livres & demie de quina & les autres moyens accessoires n'ayant produit aucun bon effet; on changea l'ordre du traitement: dans les cas désespérés il faut changer de méthode.

Du vinaigre blanc très-fort fut mis en usage; il servit à baigner des compresses pliées en huit doubles, avec lesquelles on couvrit la partie sphacelée, qu'on avoit eu soin de laver auparavant avec le même vinaigre tiede. Ces pensements furent renouvellés de deux en deux heures; on acidula toutes les boissons avec cet acide; ainsi que les lavements qu'on administra trois fois le jour; ce seul & unique remede servit de cordial & d'antiseptique. Les forces se rétablirent, le délire fut moins continu, le pouls reprit vigueur, la partie sphacelée fut moins noire, moins tuméfiée, plus sensible, la fétidité très-supportable: & ce changement heureux s'opéra dans vingt-quatre heures. Quel motif puissant pour continuer un remede aussi simple & aussi efficace! dix-huit pintes de vinaigre ont suffi dans l'espace de vingt-cinq jours, pour produire la guérison radicale. La tache livide a disparu entiérement sans ulcération ni la moindre excoriation de la peau. Dans le dernier temps, le vinaigre pur causoit des cuisons trop vives sur cette partie, alors on eut soin d'en modérer l'action, en le coupant de moitié d'eau.

Peu de jours après que la résolution de la tuméfaction gangréneuse commença à se faire, on s'apperçut que les crachats de la malade étoient noirs comme de l'encre, ainsi que les excréments & les urines, mais sans autre odeur que la naturelle; cette expectoration noirâtre prouve que le vinaigre a agi ici comme répercussif, tonique, antiseptique & cordial. Les crachats & les déjections ont continué d'être teints en noir pendant plus d'un mois après la guérison.

Mais, dira *M. Cadet*, qu'elle est donc cette Dame qu'on ne nomme pas, qui doit la vie au vinaigre? Cette Dame, Monsieur, est l'épouse chérie d'un homme qu'on a fait passer par les étamines de la plus violente persécution; d'un homme qui a eu le courage de vous prouver par vos propres écrits, que vous n'étiez pas fondé à décrier sa découverte antiméphitique.

Vous étiez si peu fondé, que les cent quatorze expériences contenues dans ce recueil, dans mon antiméphitique & dans mes six lettres justificatives, sont des preuves démonstratives que, *c'est un grand présent que Dieu nous a fait que les acides pour entretenir notre santé & notre vie. Ils préviennent la corruption, changent les alkalis en sels neutres, & écartent les miasmes dangereux.*

Tel est le témoignage authentique qu'en a rendu le célebre *Frédéric Hoffmann.* M. rat. II, p. 384.

Lu & approuvé; à Lyon le 4 Juin 1784.
BRUYS DE VAUDRAN.

Permis d'imprimer; à Lyon le 11 Juin 1784.
BASSET, Lieutenant-Général de Police.

A LYON, DE L'IMPRIMERIE DE LA VILLE.

www.ingramcontent.com/pod-product-compliance
Ingram Content Group UK Ltd.
Pitfield, Milton Keynes, MK11 3LW, UK
UKHW020217180726
13838UKWH00005B/2041

9 782329 422770